BEI GRIN MACHT SICH IHR
WISSEN BEZAHLT

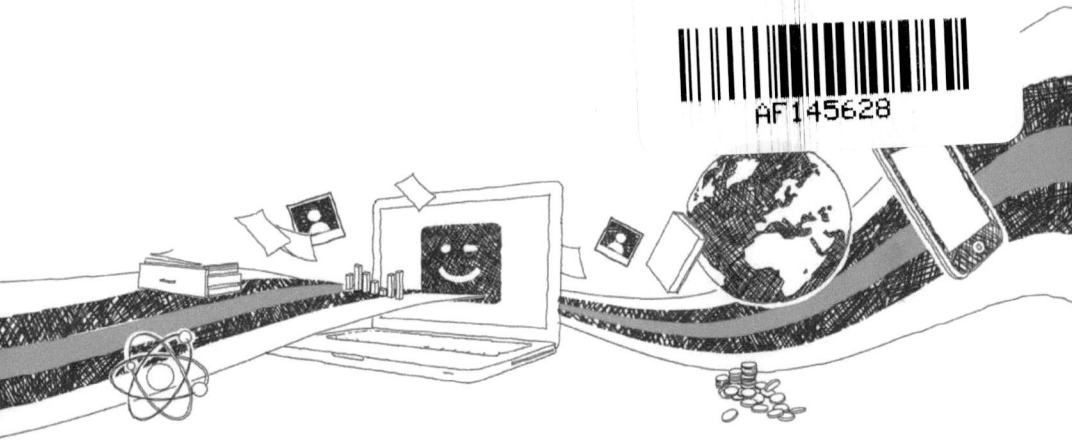

- Wir veröffentlichen Ihre Hausarbeit,
  Bachelor- und Masterarbeit

- Ihr eigenes eBook und Buch -
  weltweit in allen wichtigen Shops

- Verdienen Sie an jedem Verkauf

Jetzt bei www.GRIN.com hochladen
und kostenlos publizieren

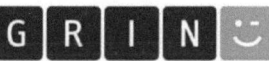

Bibliografische Information der Deutschen Nationalbibliothek:

Die Deutsche Bibliothek verzeichnet diese Publikation in der Deutschen National-bibliografie; detaillierte bibliografische Daten sind im Internet über http://dnb.d-nb.de/ abrufbar.

Impressum:

Copyright © 2017 GRIN Verlag, Open Publishing GmbH
Druck und Bindung: Books on Demand GmbH, Norderstedt Germany
ISBN: 9783668451810

Dieses Buch bei GRIN:

http://www.grin.com/de/e-book/366444/disease-management-programme-fuer-die-indikation-brustkrebs

Isabell Berger

Disease-Management-Programme für die Indikation Brustkrebs

GRIN Verlag

GRIN - Your knowledge has value

Der GRIN Verlag publiziert seit 1998 wissenschaftliche Arbeiten von Studenten, Hochschullehrern und anderen Akademikern als eBook und gedrucktes Buch. Die Verlagswebsite www.grin.com ist die ideale Plattform zur Veröffentlichung von Hausarbeiten, Abschlussarbeiten, wissenschaftlichen Aufsätzen, Dissertationen und Fachbüchern.

Besuchen Sie uns im Internet:

http://www.grin.com/

http://www.facebook.com/grincom

http://www.twitter.com/grin_com

Disease-Management-Programme (DMP)

Indikation Brustkrebs

Versorgungsforschung

Isabell Berger

Inhaltsverzeichnis

Abkürzungsverzeichnis

bzgl.	bezüglich
bzw.	beziehungsweise
COPD	chronisch obstruktive Atemwegserkrankung
DMP	Disease-Management-Programme
G-BA	Gemeinsamer Bundesausschuss
ggf.	gegebenenfalls
GKV	gesetzliche Krankenkasse
KHK	koronare Herzkrankheit
SGB	Sozialgesetzbuch
u.a.	unter anderem
z.B.	zum Beispiel

Tabellenverzeichnis

1 Einleitung

Der Gesundheitssektor in Deutschland bewegt sich auf einem hohen medizinischen Niveau. Neben zahlreichen präventiven Maßnahmen erhalten die Versicherten bestmögliche diagnostische, therapeutische und rehabilitative Maßnahmen auf dem Weg der Genesung. Die Mediziner und alle am Prozess Beteiligten erfüllen ihre Tätigkeiten gewissenhaft und verantwortungsbewusst. Kontrollinstanzen sind etabliert und decken Fehlentscheidungen auf. Um den Prozess zu optimieren und insbesondere chronisch kranke Patienten zu Experten ihrer Erkrankung zu machen, wurden strukturierte Behandlungsprogramme entwickelt. Die Indikation Brustkrebs weist in diesem Zusammenhang, besonders bei der Evaluation der Qualitätsdaten, Besonderheiten auf.

Nach einer Erläuterung „was es bedeutet, chronisch krank zu sein" und einem kurzen Abriss zu bösartigen Neubildungen der Brust, wird der Zusammenhang zu Disease-Management-Programmen hergestellt. Zunächst geht es allgemein um den Ursprung der Programme und wie sie ihren Weg nach Deutschland fanden. Daran schließt sich das Disease-Management-Programm für die Indikation Brustkrebs an. Es wird der Weg der Patientin beschrieben, welche Qualitätsziele vorgegeben sind und es wird auf die Evaluation der Daten eingegangen. Die Informationen wurden mit Hilfe einer Datenbankrecherche und Fachliteratur zusammengetragen.

2 Chronisch Krank

Chronisch kranke Menschen stehen in ihrem Lebensverlauf nach Diagnosestellung vor besonderen Herausforderungen. Sie müssen ihre Erkrankung akzeptieren und lernen damit zu leben. Meist sind sie hervorragend informiert und halten sich bewusst an Empfehlungen der Experten. Chronisch, das heißt nicht mehr gesund werden oder lang anhaltend. Eine einheitliche Definition für diesen Begriff gibt es nicht (vgl. Juchli 1997: S. 696), was auch daran liegt, dass der Verlauf und auch die Auswirkungen auf die Lebensqualität des Einzelnen ganz verschieden sind.

So gibt es chronische Erkrankungen, die gut medikamentös eingestellt werden können und somit kaum einen Einfluss auf die täglichen Aktivitäten haben. Andererseits gibt es aber auch Erkrankungen, die zu tiefgreifenden Folgen für den Betroffenen führen. Fast immer jedoch ist eine Veränderung der gewohnten Lebensführung notwendig, was sich auch auf das Selbstbild, die sozialen Beziehungen und die Arbeits- und Freizeitgestaltung auswirkt (vgl. Juchli 1997: S. 697).

Neben Asthma und Diabetes, die in der Bevölkerung sehr bekannt und auch verbreitet sind, zählen auch Krebserkrankungen zu den chronischen Krankheiten. Unabhängig von der individuellen und meist nur schwer aushaltbaren Therapie in der Akutphase prägen Angst und Sorge vor Rezidiven das weitere Leben. Am Beispiel von bösartigen Neubildungen der Brust wird im folgenden Kapitel beschrieben, wie die Verbreitung und Versorgung von Brustkrebspatientinnen in Deutschland ist. In den nächsten Schritten wird dann darauf eingegangen, welche Veränderungen sich durch das Disease-Management für Betroffene, Leistungserbringer und die Gesundheitskassen ergeben haben.

Es wird in der vorliegenden Arbeit nur von Patientinnen gesprochen, da der Anteil an Männern, die an Brustkrebs erkranken, bei nur 1% liegt (vgl. DGHO, 2010) und sich besonders in der Anschlussversorgung Unterschiede ergeben.

3 Brustkrebs in Deutschland

Mit jährlich rund 69.700 Neuerkrankungen stellt Brustkrebs die häufigste Erkrankung durch bösartige Neubildungen bei Frauen in Deutschland dar. Etwa jede achte Frau erkrankt im Laufe ihres Lebens an Brustkrebs. Unabhängig von der demographischen Alterung hat die Häufigkeit von Brustkrebserkrankungen in den letzten Jahren, insbesondere bei jüngeren Frauen, deutlich zugenommen (vgl. GBE 2015: S. 53).

Mit der Zunahme der Neuerkrankungen steigen demzufolge auch die Ausgaben der Gesundheitskassen für die Versorgung der Patientinnen. Die Therapieangebote wachsen stetig, im Gegenzug dazu glücklicherweise auch die Lebenserwartung der erkrankten Frauen. So liegt derzeit die Wahrscheinlichkeit, die ersten fünf Jahre nach einer Brustkrebsdiagnose zu überleben, bei 87 % (vgl. GBE 2015: S. 53).

Doch trotz des positiven Trends zählt Brustkrebs noch immer zu den zehn häufigsten Todesursachen in Deutschland (vgl. vdek, 2016/2017). Das Fatale bei Krebserkrankungen ist, dass sie meist zu spät erkannt werden. Zu spät, das heißt am Beispiel von Brustkrebs: Der Tumor ist unerkannt gewachsen und hat bereits Metastasen gebildet. Die zu späte Diagnostik wirkt sich dann negativ auf die Therapie aus. So kann nicht mehr brusterhaltend operiert werden, zusätzlich müssen die Metastasen bekämpft werden. Für die betroffenen Patientinnen bedeutet dies neben dem schweren physischen Eingriff auch eine starke psychische Belastung und der Weg, die gewohnte Lebensqualität wieder zu erreichen, ist schwer.

In diesem Kontext wachsen auch die Ausgaben für die Gesundheitskassen. Die Behandlungen sind langwieriger und die Frauen erholen sich nur langsam von den Strapazen.

Mit dem 2005 eingeführten Mammographie-Screening für Frauen im Alter zwischen 50 und 69, existiert in Deutschland erstmalig ein Krebsfrüherkennungsprogramm. Alle Frauen im gefährdeten Alter erhalten zweijährig eine schriftliche Einladung zur Teilnahme. Das Screening-Programm kann das Auftreten nicht verhindern, sorgt aber dafür, dass Brustkrebs in einem frühen Stadium erkannt wird und ermöglicht schonendere und erfolgreichere Behandlungen. Es hat zum Ziel, die Brustkrebssterblichkeit zu senken und die Lebensqualität der betroffenen Frauen zu verbessern (vgl. GBE 2015: S. 56).

Unter dem Vorsatz einer verbesserten Versorgung chronisch Kranker und gleichzeitiger Kostenreduktion sollen Disease-Management-Programme (DMP) fungieren. Nach amerikanischem Vorbild sind sie mittlerweile ein fester Bestandteil der gesetzlichen Krankenversicherungen in Deutschland geworden. Im Fokus steht nicht der einzelne Patient mit seiner individuellen Krankheitsgeschichte, sondern eine Patientengruppe mit einer bestimmten Erkrankung.

Was genau DMP beinhalten und wie sie sich auf an Brustkrebs erkrankte Frauen auswirken, sollen die Ergebnisse einer Datenbankrecherche und die darauf folgenden Kapitel beschreiben.

3.1 Datenbankrecherche

Die vorliegende Tabelle (Tab. 3.1) gibt einen Überblick über die genutzten Suchbegriffe in Datenbanken und die jeweilige Trefferquote. Zunächst wurde die Suchmaschine Google genutzt, um eine grobe Festlegung für die Gliederung zu erstellen. Darauf aufbauend erfolgte dann die explizite Recherche in den Datenbanken Google Scholar, DIMDI, PubMed und LIVIVO.

Um die hohe Anzahl der Treffer etwas einzugrenzen, wurde der Fokus auf Deutschland gesetzt und die Suche damit gefiltert.

Zusätzlich wurde weiterführende Literatur genutzt und der Studienbrief vier, der Hamburger Fern-Hochschule.

Für das DMP Indikation „Brustkrebs" zeigen die Datenbanken zunächst eine hohe Trefferquote, in der Auswertung zeigen sich die Daten allerdings als nicht aktuell bzw. unvollständig im bundesweiten Vergleich. Die Besonderheit ist dabei das DMP selbst, denn es grenzt sich in der Evaluation von anderen DMP ab.

Tabelle 3.1: Ergebnisse Datenbankrecherche

Datenbank	Suchbegriff	Treffer
Google	DMP Brustkrebs	79.600
	Ziele DMP	53.100
	Brustkrebs in Deutschland	2.490.000
	Versorgungsqualität bei Brustkrebs in Deutschland	24.400
Google Scholar	DMP Brustkrebs	879
	Ziele DMP	2560
	Brustkrebs in Deutschland	13.600
	Versorgungsqualität bei Brustkrebs in Deutschland	775
DIMDI	DMP Brustkrebs	119
	Ziele DMP	581
	Brustkrebs in Deutschland	1016
	Versorgungsqualität bei Brustkrebs in Deutschland	1043
PubMed	DMP Brustkrebs	2
	Ziele DMP	2
	Brustkrebs in Deutschland	17
	Versorgungsqualität bei Brustkrebs in Deutschland	---
LIVIVO	DMP Brustkrebs	106
	Ziele DMP	173
	Brustkrebs in Deutschland	847
	Versorgungsqualität bei Brustkrebs in Deutschland	76

4 Disease-Management-Programme

4.1 Beginn des Disease Management

Innerhalb des Management-Care-Gedanken entstand in den 80iger Jahren im amerikanischen Gesundheitswesen das Konzept des Disease Managements. Die Hauptintention ist die Koordination verschiedener medizinischer Leistungen (vgl. Daenell 2012: S.18).

Entwickelt wurden die Disease-Management-Programme (DMP) durch pharmazeutische Unternehmen in den USA. Sie sahen ihre Existenz und ihren Profit durch die Verschreibungsrichtlinien und Leistungsbeschränkungen der privaten Versicherungsunternehmen bedroht. So wurden Informationsprogramme für chronisch kranke Patienten entwickelt und an Versicherungsunternehmen, Arbeitgeber und Krankenhäuser verkauft in der Hoffnung, eine Erlössteigerung zu erzielen (vgl. anonym, S.5). Durch den Verkauf von Serviceleistungen, dem Management von Erkrankungen – management of disease -, wurde der Absatz der eigenen Produkte gesichert, was dazu führte, dass 1999 in den USA bereits 200 Disease-Management-Unternehmen existierten (vgl. Kranzer, S.64ff; zit. n. Karbach 2014: S. 20).

Das weltweite Interesse an DMP ist mit dem Ziel, das Verhältnis zwischen Outcome beim Patienten, den angewandten Therapieformen in unterschiedlichen Stadien des Krankheitsverlaufs und den hierfür eingesetzten Ressourcen zu steuern und zu analysieren, angestiegen (vgl. Greulich et.al. 2002: S. 33).

4.2 Definition und Zielsetzung

Das Organisationsmodell „Disease Management" soll ein optimales Outcome bei Patienten mit bestimmten Krankheitsbildern mit möglichst niedrigem Faktoreneinsatz bewirken. Die Betrachtung des gesamten Lebenszyklus einer Krankheit spielt dabei eine essenzielle Rolle.

Demzufolge umfasst Disease-Management den ambulanten, stationären und rehabilitativen Teil des Krankheitsverlaufs ebenso, wie die Prävention. (vgl. Greulich et.al. 2002: S.32).

Eine Vielzahl von Definitionen stellen unterschiedliche Aspekte zu DMP in den Vordergrund. Die Folgende beschreibt das Konzept sehr verständlich:

„Disease-Management ist der Prozess oder Ansatz, unter dem alle Elemente zur optimalen Behandlung einer Krankheit unter Beachtung medizinischer und ökonomischer Gesichtspunkte subsumiert werden. Die Umsetzung von Disease-Management erfolgt in der Form von Programmen, die eine Zusammenstellung mehrerer aufeinander abgestimmter Maßnahmen beinhalten. Ein Disease-Management- Programm beinhaltet alle relevanten Aspekte und Stufen einer bestimmten Krankheit, angefangen von der Prävention über die Therapie bis zur Nachsorge." (Szathmary 1999: S. 166)

Mit dieser Erläuterung wird noch einmal zum Ausdruck gebracht, dass die strukturierten Behandlungsprogramme den gesamten Krankheitsverlauf umfassen und nicht auf einzelne Krankheitsphasen abzielen. Kontinuität ist somit ein wichtiges Element in der Betreuung chronisch Kranker. Der Erfolg der evidenzbasierten Versorgung wird anhand von messbaren Größen regelmäßig evaluiert und soll zu einer Verbesserung des Versorgungsgeschehens führen. Betrachtet werden dabei die medizinische, die ökonomische und die psychosoziale Versorgungsqualität in Bezug auf Maßnahmen und Prozesse in der direkten Versorgung (vgl. Karbach 2014: S.22).

In das Programm aufgenommen werden insbesondere chronische Erkrankungen, welche durch Selbstpflege und Eigeninitiative positiv in ihrem Verlauf und Schweregrad beeinflussbar sind. Wichtige verhaltensbezogene Risikofaktoren, wie z.B. ungesunde Ernährung, Bewegungsmangel, Tabakkonsum und übermäßiger Alkoholgenuss können durch Aufklärung und eigene Bereitschaft vermieden werden. Um den Patienten mit in die Verantwortung für seine eigene Gesundheit zu nehmen, werden im Rahmen des Versorgungsprozesses Schulungen angeboten, die zu einer höheren Gesundheitskompetenz führen und somit Spätfolgen und Komplikationen verringern können (vgl. Karbach 2014: S.22).

Zusammenfassend ist es also vorrangiges Ziel, die Versorgung chronisch Kranker zu verbessern. Durch chronische Krankheit bedingte Folgeschäden und Komplikationen sollen vermieden werden. Eine bedarfsgerechte Versorgung wird mit Hilfe der DMP sichergestellt und bestehende Versorgungsmängel in Form von Über-, Unter- und Fehlversorgung werden reduziert. Insoweit wird auch eine Reduktion der Gesamtbehandlungskosten durch vermiedene Komplikationen, Krankenhausaufenthalte und Folgeschäden angestrebt (vgl. BVA 2016).

4.3 DMP - Ein neuer Weg in Deutschland

Mit den bereits genannten Zielsetzungen und in der Diskussion um den Behandlungsverlauf chronischer Erkrankungen wurden DMP in Deutschland im Jahr 2002 in das Sozialgesetzbuch V aufgenommen. Seit 2003 werden sie von den gesetzlichen Krankenkassen neben der Regelversorgung angeboten. Der Gemeinsame Bundesausschuss (G-BA) benennt geeignete chronische Erkrankungen und gibt Empfehlungen zur Ausgestaltung dieser Programme (vgl. Karbach 2014: S. 20). Bei der Auswahl der zu empfehlenden chronischen Erkrankungen werden folgende Kriterien berücksichtigt:

- Zahl der von der Krankheit betroffenen Versicherten,
- Möglichkeiten zur Verbesserung der Qualität in der Versorgung,
- Verfügbarkeit evidenzbasierter Leitlinien,
- sektorenübergreifender Krankheitsverlauf,
- Beeinflussbarkeit im Verlauf durch den Patienten selbst,
- hoher finanzieller Aufwand der Behandlung (vgl. § 137f SGB V).

Um von den gesetzlichen Krankenkassen angeboten zu werden, muss ein DMP folgenden Anforderungen genügen:

- die Behandlung erfolgt nach dem aktuellen Stand der medizinischen Wissenschaft unter Berücksichtigung von evidenzbasierten Leitlinien im Versorgungssektor,
- Qualitätssicherungsmaßnahmen werden durchgeführt,
- die Erfüllung der Voraussetzungen und Verfahren für die Einschreibung des Versicherten, einschließlich Dauer und Teilnahme,
- Schulungen für Leistungserbringer und Patienten werden angeboten,
- Dokumentation und Evaluation (vgl. §137f SGB V).

Wird das DMP allen Anforderungen gerecht, so kann es durch die Krankenkasse beantragt werden.

Mit der Einführung des Gesundheitsfonds und des „morbiditätsorientierten Risikostrukturausgleichs" wurde 2009 ein Gesetz zur Stärkung des Wettbewerbs in der gesetzlichen Krankenkasse (GKV) eingeführt. Zur Förderung der DMP und der Deckung der Programmkosten erhalten die Krankenkassen Zuweisungen aus dem Gesundheitsfond für jeden eingeschriebenen Patienten.

Bisher gibt es in Deutschland für Asthma bronchiale, Brustkrebs, Chronisch obstruktive Atemwegserkrankungen (COPD), Diabetes mellitus Typ 1 und 2 und Koronare Herzkrankheit (KHK) strukturierte Behandlungsprogramme. An der Erweiterung der Vielfalt wird derzeit für weitere Erkrankungen (u.a. Rheumatische Arthritis, Osteoporose) gearbeitet (vgl. BVA 2016).

4.4 Disease-Management-Programm mit Indikation Brustkrebs

Das DMP für an Brustkrebs erkrankte Patientinnen gehörte 2002 zu den ersten strukturierten Behandlungsprogrammen in Deutschland. Ende 2015 gab es 111.315 in das Programm eingeschriebene Patientinnen (vgl. BVA 2016).

4.4.1 Der Weg der Patientin

Die Teilnahme am DMP ist freiwillig und für die Versicherten kostenlos. Es soll sicherstellen, dass alle betroffenen Frauen eine Behandlung nach dem aktuellen Stand der medizinischen Wissenschaft erhalten, den Experten derzeit als Grundlage einer wirksamen Behandlung definiert haben.

Nach *Diagnosesicherung* wird der Patientin die Teilnahme angeboten und schriftlich festgehalten. Die Diagnose gilt als sicher, nachdem eine histologische Untersuchung vorgenommen wurde (vgl. G-BA 2016).

Ab diesem Moment ist eines der Einschlusskriterien erfüllt, um in ein DMP aufgenommen zu werden und es erfolgt eine *Risikostratifizierung*. Hier wird individuell erfasst, welche Faktoren relevant für die Erkrankung sind und welche Behandlungsinterventionen sich daraus ableiten (vgl. Karbach 2014: S.24). Die Besonderheit bei der Indikation Brustkrebs ist jedoch, dass im Rahmen des DMP keine Risikoadjustierung bzw. Risikostratifizierung erfolgt. Der Grund liegt in der im Programm eingeschriebenen niedrigen Patientinnenzahl und der damit instabilen Auswertung der Ergebnisse (vgl. BVA 2011). Im Rahmen des üblichen Behandlungsverlaufes wird jedoch abgewogen, welche Maßnahmen sinnvoll erscheinen und wie das Risiko und das Outcome für die Patientin in diesem Zusammenhang sind.

Für die *individuelle Therapieplanung* müssen neben einer speziellen pathologischen Diagnostik eine klinische Untersuchung, eine Mammographie in zwei Ebenen und eine Ultraschalldiagnostik erfolgen. Jetzt kann mit der Patientin ausführlich über die Erkrankung und die Therapiemöglichkeiten gesprochen werden. In diesem Zuge werden die Behandlungsziele unter Berücksichtigung der individuellen Risikoabschätzung festgelegt. Dabei stellen die wissenschaftlichen Programminhalte jedoch nur eine Richtschnur dar, die sich nach den Gegebenheiten jeder einzelner Patienten richten muss (vgl. BKK 2016).

Die Therapieplanung umfasst nicht nur den Schritt nach Diagnosesicherung, sondern berücksichtigt den gesamten Versorgungsprozess. Dazu gehören:

- die Interdisziplinäre Kommunikation und Kooperation der am Prozess Beteiligten,
- Maßnahmen zur psychosozialen Betreuung,
- Versorgung mit Heil- und Hilfsmitteln,
- Rehabilitationsmaßnahmen (vgl. G-BA 2016).

Für an Brustkrebs erkrankte Frauen ist zunächst das oberste Ziel, die Krankheit zu überleben. Zunächst steht dies im Vordergrund und alle Randbedingungen scheinen nebensächlich. Jedoch wird mit zunehmendem Abstand von der akuten Phase sowie der sich wieder steigernden Lebensqualität und der Partizipation am eigenen Leben der äußerliche, weibliche Aspekt wieder stärker in den Vordergrund gestellt. So ist es wichtig, dass bereits in der Akutphase brusterhaltend operiert werden kann, oder aber schnellstmöglich ein Brustaufbau, eine Rekonstruktion, an die Therapie anschließt.

Die mit der Erkrankung Brustkrebs einhergehenden Folgen und somit auch *möglichen Therapiemaßnahmen* sind sehr komplex und setzen eine interdisziplinäre Kooperation und Kommunikation voraus. Der Weg der Patienten durch die Akutphase ist lang und von belastenden Situationen geprägt. Neben dem operativen Eingriff, einer Chemotherapie und anschließender Bestrahlung sind Maßnahmen zur psychosozialen Betreuung essenziell und an die individuelle Situation anzupassen. Der Akutphase folgen rehabilitative Maßnahmen, die Patientenschulungen beispielsweise zum Thema Ernährung, Bewegung und Abtasten der Brust mit einschließen. In festgelegten zeitlichen Intervallen erfolgen Staging-Kontrollen.

Die Tabelle 4.1 gibt einen groben Überblick über entscheidende therapeutische Maßnahmen.

Tab. 4.1: Therapeutische Maßnahmen bei Mammakarzinom (vgl. BKK 2016)

Maßnahme	Bemerkung
Operation	Ziel ist die vollständige Entfernung des Tumors bei gleichzeitiger Berücksichtigung des kosmetischen Ergebnisses
Radiotherapie (Strahlentherapie)	ist immer bei brusterhaltender Therapie angezeigt, ggf. Mitbestrahlung des axillaren Lymphknoten
Systemische Therapie (z. B. Hormontherapie, Chemotherapie)	Ergänzung zu Operation und Strahlentherapie oder für multimorbide und damit inoperable Patientinnen
Rehabilitation	ambulante oder stationäre Maßnahme zur Aufrechterhaltung oder Widerherstellung der Erwerbsfähigkeit, bzw. Unterstützung zur Teilhabe an einem selbstbestimmten Leben
Nachsorge	Unterstützung bei der physischen und psychischen Genesung Erkennen von Folgeerscheinungen oder Rezidiven
Palliativtherapie/ Schmerztherapie	aktive und ganzheitliche Behandlung bei weit fortgeschrittener Erkrankung

4.4.2 Qualitätssicherung

Nach SGB V § 137f sind als Grundlage der Qualitätssicherung nachvollziehbare und relevante Ziele zu vereinbaren und zu dokumentieren. Hierzu gehören insbesondere folgende Bereiche:

- Einhaltung der Anforderungen gemäß Gesetzgebung,
- Einhaltung der qualitätsgesicherten und wirtschaftlichen Arzneimitteltherapie,
- Einhaltung von Kooperationsregeln,
- Einhaltung der Anforderungen zur Strukturqualität,
- Dokumentationsregularien,
- aktive Teilnahme der Versicherten.

Dem Bundesversicherungsamt ist durch die Vertragspartner nachzuweisen, welche Maßnahmen ergriffen wurden, um die genannten Ziele zur Qualitätssicherung zu erreichen. Für Verstöße gegen Anforderungen sind Sanktionen vorgesehen.

Die Durchführung der Maßnahmen ist regelmäßig zu veröffentlichen, um eine gemeinsame Qualitätssicherung im Rahmen der DMP aufzubauen und zu einer sektorenübergreifenden Qualitätssicherung zu kommen (vgl. G-BA 2016). Die formulierten Qualitätsziele sind einzeln den Therapieformen zugeordnet und daher sehr individuell. Allgemein gefasst lassen sich aber die Qualitätsziele Verbesserung der Lebensqualität und Minderung der Mortalitätsrate benennen (vgl. BVA 2011).

4.4.3 Evaluation

Voraussetzung für die Aufrechterhaltung der strukturierten Behandlungsprogramme ist die wissenschaftliche Evaluation durch unabhängige Sachverständige.

Der generelle Nutzen von DMP wird derzeit nicht in Frage gestellt. Die Auswertung von gesammelten Daten im Rahmen der Qualitätssicherung hat ergeben, dass die Nutzung der DMP bei chronisch kranken Patienten hoch ist und das Outcome sich positiv verändert.

Für die Diagnose Brustkrebs ist der Trend jedoch ein Anderer. Die Patientinnen schreiben sich immer seltener in das Programm; demzufolge nimmt auch die Zahl der Leistungserbringer ab, die das Programm anbieten.

Ein Kritikpunkt lautet, dass die aufwändige Nachbehandlung im Anschluss an die Primärtherapie nicht abgebildet ist (vgl. KBV 2015).

Die Zahlen belegen, dass die Teilnahmequote am DMP für die Indikation Brustkrebs nach einem Anstieg bis 2011 nun rückläufig ist und sich ein Abwärtstrend zeigt.

Tabelle 4.2: Teilnahme am DMP Brustkrebs (vgl. KBV 2016)

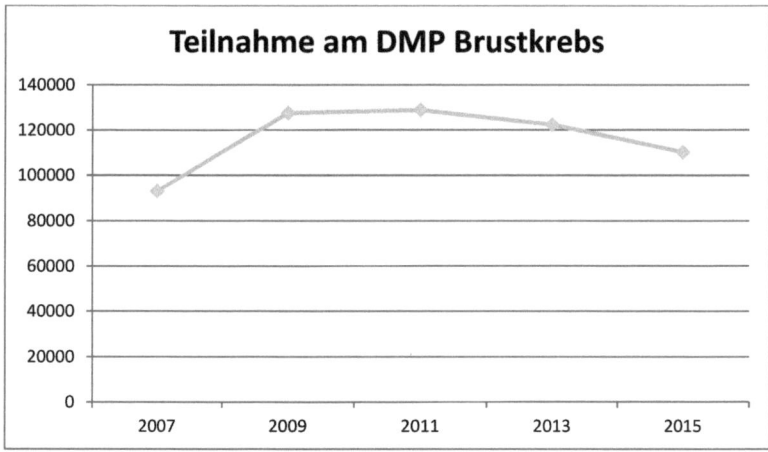

Es sei bereits an dieser Stelle erwähnt, dass die Evaluation der qualitätssichernden Daten Besonderheiten aufweist und diese nur unvollständig zur Verfügung stehen.

Für folgende Qualitätsziele wurden Ende 2014 folgende Ergebnisse veröffentlicht:

Qualitätsziel: Brusterhaltende Therapie

Mindestens 70% der Patientinnen mit brusterhaltender Therapie. Der erreichte durchschnittliche Wert lag bei 85,5%. Das Qualitätsziel wurde erreicht.

Qualitätsziel: Nachbestrahlung

Mindestens 80% der Patientinnen mit regulär abgeschlossener Bestrahlung nach brusterhaltender Therapie. Der erreichte durchschnittliche Wert lag bei 94%. Das Qualitätsziel wurde erreicht.

Qualitätsziel: Lymphödem

Niedriger Anteil von Patientinnen mit Lymphödem. Der erreichte durchschnittliche Wert lag bei 36% (vgl. KBV 2014).

Der Ausdruck „niedriger Anteil" definiert in diesem Fall keine genaue Anzahl und es kommt hinzu, dass Lymphödeme auch noch Jahre nach einer Lymphknotenentfernung auftreten können. Bei diesem Qualitätsziel spielt die Aufklärung und Schulung der Patientinnen eine große Rolle, da das Auftreten unmittelbar von ihnen beeinflussbar ist. Kennen die Frauen die frühzeitigen Symptome für Lymphödeme, können sie diesen noch positiv entgegenwirken.

Die strukturierten Behandlungsprogramme nehmen bei der Indikation Brustkrebs eine Sonderstellung unter den etablierten DMP ein. Der Grund liegt in der nur geringen Beeinflussbarkeit des Krankheitsverlaufs durch die Patientinnen und der Tatsache, dass beim Einschreiben in das Programm häufig bereits wichtige Therapieentscheidungen getroffen wurden. Im Hinblick auf eine effektive und qualitätssichernde Evaluation der Daten kommt es dadurch zu Schwierigkeiten. Hinzu kommt, dass nur wenige Parameter zur Ergebnisqualität denkbar sind und darüber hinaus dann unklar ist, ob die Verbesserung der Prognose bzw. Überlebenszeit auf den medizinischen Fortschritt oder auf die frühzeitige Diagnostik zurückzuführen ist (vgl. BVA 2011). Ein weiterer wichtiger Aspekt bei der Evaluation der Daten sind die Qualitätsziele Überlebenszeit und tumorfreie Überlebenszeit. Die Teilnahmedauer am Programm endet in der Regel nach fünf Jahren und ist somit zu kurz, um sinnvolle Daten zu erheben. Eine Konsequenz wäre, die Teilnahmedauer am DMP Brustkrebs zu verlängern oder das Programm von der Verpflichtung der Evaluierung der Ergebnisqualität zu entbinden (vgl. BVA 2011).

Die Steuerung des DMP Brustkrebs erfolgt fast ausschließlich leistungserbringerbezogen. Im Gegensatz zu den etablierten anderen DMP, bei denen Maßnahmen zur Förderung der aktiven Teilnahme und besondere Beratungen der Versicherten zu krankenkassenspezifischen Steuerungselementen vorliegen, bedarf es bei der Indikation Brustkrebs einer Neuausrichtung der Evaluation, die die damit verbundenen Besonderheiten berücksichtigt (vgl. BVA 2011).

5 Fazit

DMP sind zu einem festen Bestandteil in der Versorgung chronisch Kranker geworden und somit zu einem wichtigen Element in der sektorenübergreifenden Versorgung im deutschen Gesundheitswesen. In der Evaluation der Entwicklung ist es jedoch schwer nachzuvollziehen, inwieweit der Behandlungserfolg auf DMP zurückzuführen ist, da es keine randomisierten Studien gibt, die zwischen eingeschriebenen und nicht eingeschriebenen Patienten unterscheidet. Es bleibt also unklar, ob die positiven Entwicklungen auf das DMP zurückgehen oder eine Folge der Verbesserung der Versorgungssituation sind. Hinzu kommt, dass anzunehmen ist, dass Patientinnen, die sich freiwillig in das Programm einschreiben, eine positive Auswahl der an Brustkrebs erkrankten Frauen darstellen und somit die Versorgungsqualität der gesamten Gruppe nicht adäquat widerspiegeln. Es lässt sich demnach nicht abschließend beurteilen, wie wirksam DMP tatsächlich sind, es wird aber an dem Konzept festgehalten und es besteht Einigkeit darüber, dass der grundsätzliche Ansatz in die richtige Richtung weist und weiterentwickelt werden sollte (vgl. BVA 2016).

Für die Patientinnen selbst ergibt sich durch die Teilnahme am DMP kein unbedingter Vorteil, da die Einflussnahme auf den Verlauf der eigenen

Krankheit nur gering möglich ist. Im Rahmen der Patientenschulungen gibt es zahlreiche Angebote, das kommt aber auch den Frauen zugute, die nicht im Programm eingeschrieben sind. So sind z.B. Informationen zu sportlichen Aktivitäten, zu gesunder Ernährung, zu Selbsthilfegruppen und kosmetische Beratung während der Chemotherapie mittlerweile Standard. Durch die Zunahme der Zentren-Zertifizierungen, bei denen die Qualitätsansprüche ebenfalls enorm hoch sind, werden die Patientinnen bestmöglich versorgt. Auch hier funktionieren der interdisziplinäre Austausch und die professionelle Zusammenarbeit aller Instanzen.

Auch der ökonomische Nutzen des DMP Indikation Brustkrebs ist nicht eindeutig erkennbar. Die Ausgaben konnten nicht gesenkt werden, sondern wurden eher umverteilt - auch hier wieder mit der Argumentation der geringen Beeinflussbarkeit der Patientin selbst zu ihrem Krankheitsverlauf.

Mit der Einführung des Mammographie-Screenings für alle Frauen zwischen 50 und 69 Jahren verfolgt die Krebsfrüherkennung die gleichen Ziele, wie das DMP: die Mortalität zu senken und die Lebensqualität zu erhöhen (vgl. BVA, 2016).

Literaturverzeichnis

BKK MedPlus (2016): Ihr Programm bei Brustkrebs. Berlin: MBO Verlag GmbH.

BVA (Hrsg.) (2011): Tätigkeitsbericht des Bundesversicherungsamtes zur Evaluation von strukturierten Behandlungsprogrammen bei der Indikation Brustkrebs. URL: http://www.bundesversicherungsamt.de/fileadmin/redaktion/DMP-Veranstaltungen/TB_Evaluation_Brustkrebs.pdf [Stand: 11.01.2017].

BVA (Hrsg.) (2016): Zulassung der strukturierten Behandlungsprogramme (Disease Management Programme – DMP) durch das Bundesversicherungsamt. URL: http://www.bundesversicherungsamt.de/druckversion/weiteres/disease-management-programme-dmp.html [Stand: 19.12.2016].

Daenell, Nicole (2012): Disease-Management-Programme. Nutzen, Maßnahmen, Erfolgsfaktoren. 1. Auflage. Saarbrücken: Akademiker Verlag.

Deutsche Gesellschaft für Hämatologie und Onkologie (2010): Brustkrebs des Mannes. Berlin: DGHO. URL: https://repository.publisso.de/resource/frl%3A6401183/data Stand: 14.02.2017].

G-BA (2016): Richtlinie des gemeinsamen Bundesausschuss zur Regelung von Anforderungen an die Ausgestaltung von Strukturierten Behandlungsprogrammen nach §137f Abs. 2 SGB V. URL: https://www.g-ba.de/downloads/62-492-1274/DMP-RL_2016-07-21_iK-2017-01-01.pdf [Stand: 19.12.2016].

GBE (2015): Gesundheit in Deutschland. Gesundheitsberichterstattung des Bundes gemeinsam getragen von RKI und DESTATIS. URL: http://www.gbe-bund.de/pdf/GESBER2015.pdf [Stand: 19.12.2016].

Greulich, Andreas; Berchtold, Peter; Löffel, Niklaus (2002): Disease Management. Patient und Prozeß im Mittelpunkt. 2. Auflage. Heidelberg: Hüthig Verlag.

Juchli, Liliane (1997): Pflege, Praxis und Theorie der Gesundheits- und Krankenpflege. 8. Auflage. Stuttgart: Thieme Verlag.

Karbach, Ute (2014): Versorgungsforschung. Studienbrief 4: Innovative Versorgungskonzepte. 1. Auflage. Studienbrief der HFH Hamburger Fern-Hochschule.

KBV (2015): Deutlich weniger Folgekomplikationen bei Patienten mit DMP. Kassenärztliche Bundesvereinigung. URL: http://www.kbv.de/html/1150_14172.php [Stand: 12.02.2017].

Sozialgesetzbuch (2010): Bücher I - XII. 39. Auflage. München: Beck Verlag.

Studienarbeit Anonym (2005): DMP – Disease Management Programme. 1. Auflage. Norderstedt: Grin Verlag.

Szathmary, Balazs (1999): Neue Versorgungskonzepte im deutschen Gesundheitswesen. Disease und Case Management. Neuwied: Hermann Luchterhand Verlag.

Vdek (2016): vdek- Basisdaten des Gesundheitswesens. 21. Auflage. Berlin: Verband der Ersatzkassen.

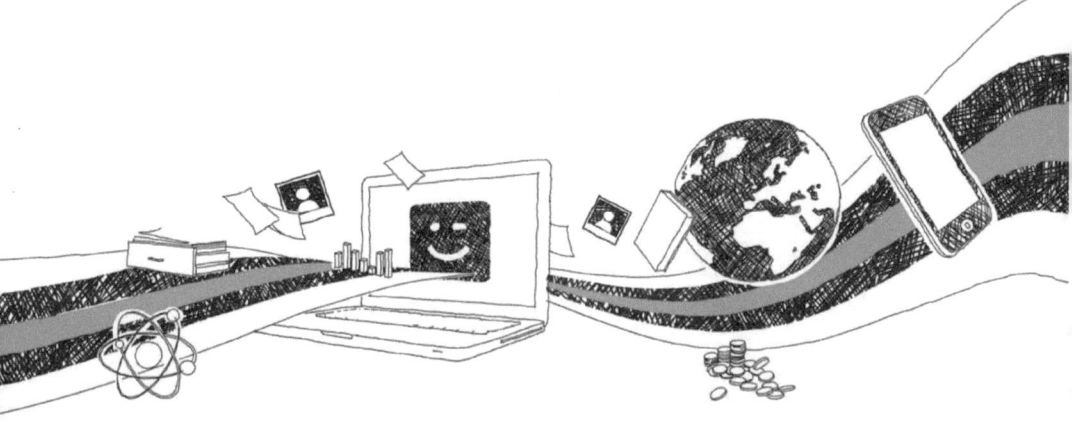
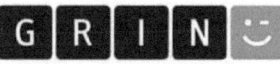